Gusturi de Mare și Pasăre

Rețete ușoare și delicioase pentru a pregăti preparate din fructe de mare și carne de pasăre în bucătăria ta

Maria Popescu

Cuprins

Introducere	6
Fructe de mare	11
Tocană de creveți	12
Creveți Alfredo	14
Supă de creveți și mazăre de zăpadă	16
Mâncare simplă de midii	18
Calamari simpli prajiti si sos gustos	20
Calamari Prajiti Si Creveti	22
Salată de caracatiță	24
Supă de scoici	26
Delicioasă Pădușă și Creveți	28
Salată de creveți	32
Stridii delicioase	34
Rulouri incredibile de somon	36
Frigarui de somon	38
Creveți la grătar	40
Salata de Calamari	42
Salata de Cod	44
Salata de sardine	46
Deliciul cu scoici italian	48
Somon glazurat portocaliu	50
Sos delicios de ton și chimichurri	52
Mușcături de somon și sos de chili	54
scoici irlandezi	57
Scoici prăjiți și struguri prăjiți	59
Stridii și Pico De Gallo	61
Calamar la gratar si guacamole gustos	63
Deliciu de creveți și conopidă	65
Somon Umplut Cu Creveți	68
Somon Glasat cu Muștar	70
Un preparat incredibil de somon	72
Scoici și sos de fenicul	75
Gust de somon și lămâie	77
Supa de midii	79

Peşte-spadă şi salsa de mango 81
Bol de sushi gustos 83
Retete cetogenice de pasare 87
Aripi de pui şi chutney gustos cu mentă 90
Chifteluțe de pui 92
Aripioare de pui la gratar gustoase 94
Pui prajit usor 96
Pui special italian 98
Pui simplu cu lamaie 100
Friptură De Pui şi Sos De Boia De Boia 102
Fajitas de pui grozave 104
Tigaie Pui Si Ciuperci 106
Tapenadă de pui şi măsline 108
Piept de rata delicios 110
Piept de rata cu legume gustoase 112
Concluzie 114

Introducere

Vrei să schimbi ceva în viața ta? Vrei să devii o persoană mai sănătoasă, care se poate bucura de o viață nouă și mai bună? Atunci cu siguranță ești în locul potrivit. Sunteți pe cale să descoperiți o dietă uimitoare și foarte sănătoasă care a schimbat milioane de vieți. Vorbim despre dieta ketogenă, un stil de viață care te va fermeca și te va face o persoană nouă în cel mai scurt timp.
Așa că haideți să ne relaxăm și să aflăm mai multe despre dieta ketogenă.

O dietă keto este o dietă cu conținut scăzut de carbohidrați. Acesta este primul și unul dintre cele mai importante lucruri de făcut acum. În timpul unei astfel de diete, corpul tău produce cetone în ficat și acestea sunt folosite ca energie.
Corpul tău va produce mai puțină insulină și glucoză și este indusă o stare de cetoză.
Cetoza este un proces natural care are loc atunci când aportul nostru alimentar este mai mic decât în mod normal. Organismul se va adapta rapid la această condiție și ca urmare vei slăbi în cel mai scurt timp, dar vei deveni și mai sănătos și îți vei îmbunătăți performanța fizică și psihică.

Nivelul zahărului din sânge se va îmbunătăți și nu veți fi predispus la diabet.

De asemenea, epilepsia și bolile de inimă pot fi prevenite dacă urmați o dietă ketogenă.

Colesterolul tău se va îmbunătăți și te vei simți grozav în cel mai scurt timp.

Cum ți se pare?

O dietă ketogenă este simplă și ușor de urmat atâta timp cât respectați câteva reguli simple. Nu trebuie să faceți modificări majore, dar există câteva lucruri pe care ar trebui să le știți.

Deci, iată!

Dacă urmați o dietă ketogenă, nu trebuie să mâncați:
- Cereale precum porumb, cereale, orez etc
- Fructe precum bananele
- Zahăr
- Fasole uscata
- Miere
- Cartofi
- Yam

Dacă urmați o dietă ketogenă, puteți mânca:
- Verzi precum spanacul, fasolea verde, kale, bok choy etc
- Carne precum carne de pasăre, pește, porc, miel, vită etc
- ouă
- Legume deasupra pământului, cum ar fi conopida sau broccoli, varza chinezească sau varza obișnuită
- Nuci si seminte
- Brânză
- Ghee sau unt
- Avocado și tot felul de fructe de pădure
- Îndulcitori precum eritritol, splenda, stevia și alții care conțin doar câțiva carbohidrați
- ulei de cocos
- Ulei de avocado
- Ulei de masline

Lista alimentelor pe care ai voie să le consumi într-o dietă keto este tolerantă și bogată, după cum poți vedea singur.

Așa că credem că ar trebui să vă fie destul de ușor să începeți o astfel de dietă.

Dacă ați făcut deja această alegere, este timpul să verificați rezumatul nostru minunat de rețete keto.

Veți descoperi 50 dintre cele mai bune rețete ketogenice de fructe de mare și carne de pasăre din lume și în curând le veți putea face pe fiecare dintre ele.

Acum să începem călătoria noastră culinară magică!
Stil de viață ketogenic... iată-ne!
Bucură-te!

Fructe de mare

Tocană de creveți

Ați încercat vreodată așa ceva?

Timp de preparare: 10 minute
Timp de preparare: 15 minute
Porții: 6

Ingrediente:

- ¼ cană ceapă galbenă, tocată
- ¼ cană de ulei de măsline
- 1 cățel de usturoi, tocat
- 1 și ½ kilograme de creveți, decojiți și devenați
- ¼ cană ardei gras roșu, prăjit și tocat
- 14 uncii de roșii conservate, tocate
- ¼ cana coriandru, tocat
- 2 linguri sos sriracha
- 1 cană de lapte de cocos
- Sare si piper negru dupa gust
- 2 linguri de suc de lamaie

Directii:

1. Se incinge o tigaie cu ulei la foc mediu, se adauga ceapa, se amesteca si se caleste 4 minute.

2. Adăugați boia și usturoi, amestecați și gătiți încă 4 minute.
3. Adăugați coriandru, roșiile și creveții, amestecați și gătiți până când creveții devin roz.
4. Adăugați laptele de cocos și sosul sriracha, amestecați și aduceți la fierbere ușor.
5. Adăugați sare, piper și sucul de lămâie, amestecați, transferați în boluri și serviți.

Bucură-te!

Alimentare electrică: calorii 250, grăsimi 12, fibre 3, carbohidrați 5, proteine 20

Creveți Alfredo

Arată incredibil!

Timp de preparare: 10 minute
Timp de preparare: 20 minute
Porții: 4

Ingrediente:

- 8 uncii de ciuperci, tocate
- 1 buchet de sparanghel, tăiat în bucăți medii
- 1 kilogram de creveți, decojiți și devenați
- Sare si piper negru dupa gust
- 1 dovleac spaghetti, tăiat în jumătate
- 2 linguri de ulei de măsline
- 2 lingurite de condimente italiene
- 1 ceapa galbena, tocata
- 1 lingurita fulgi de ardei rosu, macinati
- ¼ cană ghee
- 1 cană parmezan, ras
- 2 catei de usturoi, tocati
- 1 cana frisca

Directii:

1. Puneți jumătățile de dovleac pe o foaie de copt tapetată cu pergament, introduceți-le la cuptor la 425 de grade F și coaceți timp de 40 de minute.
2. Scoateți interiorul și puneți-l într-un castron.
3. Se pune apa intr-o cratita, se adauga putina sare, se da in clocot la foc mediu, se adauga sparanghelul, se fierbe la abur cateva minute, se transfera intr-un vas umplut cu apa cu gheata, se scurge si se da deoparte.
4. Se incinge o tigaie cu ulei la foc mediu, se adauga ceapa si ciupercile, se amesteca si se fierbe 7 minute.
5. Adăugați fulgi de piper, condimente italiene, sare, piper, dovleac și sparanghel, amestecați și gătiți încă câteva minute.
6. Se încălzește o altă tigaie cu ghee la foc mediu, se adaugă smântână groasă, usturoiul și parmezanul, se amestecă și se fierbe timp de 5 minute.
7. Adăugați creveții în această tigaie, amestecați și gătiți timp de 7 minute.
8. Se impart legumele in farfurii, se orneaza cu creveti si sos si se serveste.

Bucură-te!

Alimentare electrică: calorii 455, grăsimi 6, fibre 5, carbohidrați 4, proteine 13

Supă de creveți și mazăre de zăpadă

Este una dintre cele mai bune moduri de a savura creveții!

Timp de preparare: 10 minute
Timp de preparare: 10 minute
Porții: 4

Ingrediente:

- 4 cepe primavara, tocate marunt
- 1 și jumătate de lingură de ulei de cocos
- 1 radacina mica de ghimbir, tocata marunt
- 8 cani de supa de pui
- ¼ cană aminoacizi de nucă de cocos
- 5 uncii lăstari de bambus conservați, feliați
- Piper negru după gust
- ¼ lingurita sos de peste
- 1 kilogram de creveți, decojiți și devenați
- ½ kilogram de mazăre de zăpadă
- 1 lingura ulei de susan
- ½ lingură ulei de chili

Directii:

1. Se încălzește o tigaie cu ulei de cocos la foc mediu, se adaugă ceapa primăvară și ghimbirul, se amestecă și se fierbe timp de 2 minute.
2. Adăugați aminoacizi de cocos, bulion, piper negru și sos de pește, amestecați și aduceți la fierbere.
3. Adăugați creveții, mazărea de zăpadă și lăstarii de bambus, amestecați și gătiți timp de 3 minute.
4. Adăugați ulei de susan și ulei de chili fierbinte, amestecați, împărțiți în boluri și serviți.

Bucură-te!

Alimentare electrică: calorii 200, grăsimi 3, fibre 2, carbohidrați 4, proteine 14

Mâncare simplă de midii

Ai nevoie doar de câteva ingrediente simple pentru a face un preparat gustos și rapid!

Timp de preparare: 5 minute
Timp de preparare: 5 minute
Porții: 4

Ingrediente:
- 2 kilograme de midii, cu barbă și spălate
- 2 catei de usturoi, tocati
- 1 lingură de ghee
- Un strop de suc de lamaie

Directii:
1. Punem putina apa intr-o craticioara, adaugam scoicile, dam la fiert la foc mediu, fierbem 5 minute, luam de pe foc, aruncam scoicile nedeschise si punem intr-un bol.
2. Într-un alt castron, amestecați ghee cu usturoiul și sucul de lămâie, bateți și puneți la microunde timp de 1 minut.
3. Se toarnă peste midii și se servește imediat.

Bucură-te!

Alimentare electrică: calorii 50, grăsimi 1, fibre 0, carbohidrați 0,5, proteine 2

Calamari simpli prajiti si sos gustos

Acesta este unul dintre mâncărurile noastre preferate de calamari keto!

Timp de preparare: 10 minute
Timp de preparare: 20 minute
Porții: 2

Ingrediente:

- 1 calmar, tăiat în inele medii
- Un praf de piper cayenne
- 1 ou, batut
- 2 linguri de faina de cocos
- Sare si piper negru dupa gust
- Ulei de cocos pentru prajit
- 1 lingura de suc de lamaie
- 4 linguri de maioneza
- 1 lingurita sos sriracha

Directii:

1. Se condimentează inelele de calmar cu sare, piper și piper cayenne și se pun într-un bol.

2. Într-un castron, bate oul cu sare, piper şi făină de cocos şi bate bine.
3. Dragaţi inele de calamari în acest amestec.
4. Se încălzeşte o tigaie cu suficient ulei de cocos la foc mediu, se adaugă rondele de calamar şi se prăjeşte până se rumenesc pe ambele părţi.
5. Se transferă pe hârtie de bucătărie, se scurge grăsimea şi se pune într-un bol.
6. Într-un alt bol amestecaţi maiaua cu suc de lămâie şi sosul sriracha, amestecaţi bine şi serviţi-vă inelele de calamari cu acest sos în lateral.

Bucură-te!

Alimentare electrică: calorii 345, grăsimi 32, fibre 3, carbohidraţi 3, proteine 13

Calamari Prajiti Si Creveti

Acest fel de mâncare din pește cetogenic este uimitor!

Timp de preparare: 10 minute
Timp de preparare: 20 minute
Porții: 1

Ingrediente:

- 8 uncii de calamari, tăiați în inele medii
- 7 uncii de creveți, decojiți și devenați
- 1 ouă
- 3 linguri de faina de cocos
- 1 lingura de ulei de cocos
- 2 linguri de avocado, tocat
- 1 lingurita pasta de rosii
- 1 lingură maioneză
- Un strop de sos Worcestershire
- 1 lingurita suc de lamaie
- 2 felii de lamaie
- Sare si piper negru dupa gust
- ½ linguriță de turmeric

Directii:
1. Bateți oul cu ulei de cocos într-un castron.
2. Adăugați inele de calamar și creveții și amestecați pentru a acoperi.
3. Într-un alt bol, amestecați făina cu sare, piper și turmeric și amestecați.
4. Dragați calamarii și creveții în acest amestec, puneți totul pe o foaie de copt tapetată cu pergament, puneți la cuptor la 400 de grade F și coaceți timp de 10 minute.
5. Întoarceți calamarii și creveții și gătiți încă 10 minute.
6. Între timp, într-un bol amestecați avocado cu maiaua și pasta de roșii și pasați cu o furculiță.
7. Adăugați sosul Worcestershire, sucul de lămâie, sare și piper și amestecați bine.
8. Împărțiți calamarii și creveții prăjiți în farfurii și serviți cu sosul și zeama de lămâie în lateral.

Bucură-te!

Alimentare electrică: calorii 368, grăsimi 23, fibre 3, carbohidrați 10, proteine 34

Salată de caracatiță

Este atât de proaspăt și ușor!

Timp de preparare: 10 minute
Timp de preparare: 40 minute
Porții: 2

Ingrediente:

- 21 uncii caracatiță, clătită
- Suc de 1 lămâie
- 4 tulpini de telina, tocate marunt
- 3 uncii de ulei de măsline
- Sare si piper negru dupa gust
- 4 linguri patrunjel, tocat

Directii:

1. Se pune caracatița într-o cratiță, se adaugă apă pentru a acoperi, se acoperă cratita, se aduce la fierbere la foc mediu, se fierbe 40 de minute, se scurge și se lasă să se răcească.
2. Tocați mărunt caracatița și puneți-o într-un bol de salată.

3. Adaugati telina, patrunjelul, uleiul si zeama de lamaie si amestecati bine.
4. Se condimentează cu sare şi piper, se amestecă din nou şi se serveşte.

Bucură-te!

Alimentare electrică: calorii 140, grăsimi 10, fibre 3, carbohidrați 6, proteine 23

Supă de scoici

Este perfect pentru o zi de iarnă foarte friguroasă!

Timp de preparare: 10 minute
Timp de preparare: 2 ore
Porții: 4

Ingrediente:

- 1 cană tulpini de țelină, tocate
- Sare si piper negru dupa gust
- 1 lingurita de cimbru, macinat
- 2 căni de supă de pui
- 14 uncii conserve de scoici pentru copii
- 2 cesti de frisca
- 1 cană ceapă, tocată
- 13 felii de bacon, taiate bucatele

Directii:

1. Se incinge o tigaie la foc mediu, se adauga felii de bacon, se rumenesc si se pun intr-un bol.
2. Se încălzeşte aceeași tigaie la foc mediu, se adaugă țelina și ceapa, se amestecă și se fierbe timp de 5 minute.

3. Pune totul în Crockpot, adaugă și slănină, scoici, sare, piper, bulion, cimbru și smântână groasă, amestecă și gătește la foc mare timp de 2 ore.
4. Împărțiți printre boluri și serviți.

Bucură-te!

Alimentare electrică: calorii 420, grăsimi 22, fibre 0, carbohidrați 5, proteine 25

Delicioasă Pădușă și Creveți

Tocmai ai avut șansa de a învăța o rețetă keto grozavă!

Timp de preparare: 10 minute
Timp de preparare: 20 minute
Porții: 4

Ingrediente:

Pentru condimente:

- 2 lingurite de praf de ceapa
- 2 lingurite de cimbru, uscat
- 2 lingurite boia dulce
- 2 lingurițe de usturoi pudră
- Sare si piper negru dupa gust
- ½ linguriță de ienibahar, măcinat
- 1 lingurita oregano, uscat
- Un praf de piper cayenne
- ¼ lingurita nucsoara, macinata
- ¼ linguriță de cuișoare
- Un praf de scortisoara pudra

Pentru etouffee:

- 2 salote, tocate

- 1 lingură de ghee
- 8 uncii de slănină, feliată
- 1 ardei gras verde, tocat mărunt
- 1 tulpina de telina, tocata marunt
- 2 linguri de faina de cocos
- 1 roşie, bucăţi
- 4 catei de usturoi, tocati marunt
- 8 uncii de creveţi, decojiţi, devenaţi şi tocaţi
- 2 căni de supă de pui
- 1 lingura de lapte de cocos
- O mână de pătrunjel, tocat
- 1 lingurita sos Tabasco
- Sare si piper negru dupa gust

Pentru bot:
- 4 file de căptuşeală
- 2 linguri de ghee

Directii:
1. Într-un castron, combinați boia de ardei cu cimbru, usturoi și praf de ceapă, sare, piper, oregano, ienibahar, piper cayenne, cuișoare, nucșoară și scorțișoară și amestecați.
2. Rezervați 2 linguri din acest amestec, frecați căptușa cu restul și lăsați deoparte.
3. Se încălzește o tigaie la foc mediu, se adaugă slănină, se amestecă și se fierbe timp de 6 minute.
4. Adaugati telina, ardeiul gras, salota si 1 lingura ghee, amestecati si gatiti timp de 4 minute.
5. Adăugați roșia și usturoiul, amestecați și gătiți timp de 4 minute.
6. Adaugati faina de cocos si condimentele rezervate, amestecati si gatiti inca 2 minute.
7. Adăugați supa de pui și aduceți la fierbere.
8. Intre timp se incinge o tigaie cu 2 linguri de ghee la foc mediu, se adauga pestele, se fierbe 2 minute, se intoarce si se taie felii inca 2 minute.
9. Adăugați creveții în oala de stoc, amestecați și gătiți timp de 2 minute.
10. Adăugați pătrunjelul, sare, piper, laptele de cocos și sosul Tabasco, amestecati și luați de pe foc.

11. Împărțiți peștele în farfurii, stropiți cu sosul de creveți și serviți.

Bucură-te!

Alimentare electrică: calorii 200, grăsimi 5, fibre 7, carbohidrați 4, proteine 20

Salată de creveți

Servește această salată proaspătă la cină în seara asta!

Timp de preparare: 10 minute
Timp de preparare: 10 minute
Porții: 4

Ingrediente:

- 2 linguri de ulei de măsline
- 1 kilogram de creveți, decojiți și devenați
- Sare si piper negru dupa gust
- 2 linguri de suc de lamaie
- 3 andive, frunze libere
- 3 linguri patrunjel, tocat
- 2 lingurite de menta, tocata
- 1 lingura tarhon, tocat
- 1 lingura de suc de lamaie
- 2 linguri de maioneza
- 1 lingurita coaja de lime
- ½ cană de smântână

Directii:

1. Amestecați creveții într-un bol cu sare, piper și uleiul de măsline, amestecați-i și întindeți-i pe o tavă tapetată cu hârtie de copt.
2. Introduceți creveții la cuptor la 400 de grade F și coaceți timp de 10 minute.
3. Adăugați sucul de lămâie, amestecați din nou pentru a se acoperi și lăsați deoparte pentru moment.
4. Amestecați maioneza într-un castron cu smântâna, coaja de lămâie, zeama de lămâie, sare, piper, tarhon, menta și pătrunjel și amestecați bine.
5. Se toacă mărunt creveții, se adaugă la sosul de salată, se amestecă pentru a se combina și se pun cu lingura frunzele de andive.
6. Serviți imediat.

Bucură-te!

Alimentare electrică: calorii 200, grăsimi 11, fibre 2, carbohidrați 1, proteine 13

Stridii delicioase

Acest fel de mâncare special și aromat este aici pentru a vă impresiona!

Timp de preparare: 10 minute
Timp de preparare: 0 minute
Porții: 4

Ingrediente:

- 12 stridii, decojite
- Suc de 1 lămâie
- Suc de 1 portocală
- Coaja de 1 portocală
- Suc de 1 lime
- Zest de 1 lime
- 2 linguri de ketchup
- 1 ardei iute Serrano, tocat fin
- 1 cană suc de roșii
- ½ lingurita de ghimbir, ras
- ¼ lingurita de usturoi, tocat
- Sarat la gust
- ¼ cană de ulei de măsline

- ¼ cana coriandru, tocat
- ¼ cana ceapa primavara, tocata

Directii:
1. Într-un castron, amestecați sucul de lămâie, sucul de portocale, coaja de portocale, sucul și coaja de lime, ketchup, ardei iute, sucul de roșii, ghimbir, usturoi, ulei, ceapă verde, coriandru și sare și amestecați bine.
2. Turnați asta în stridii și serviți.

Bucură-te!

Alimentare electrică: calorii 100, grăsimi 1, fibre 0, carbohidrați 2, proteine 5

Rulouri incredibile de somon

Acest fel de mâncare asiatic este pur și simplu delicios!

Timp de preparare: 10 minute
Timp de preparare: 0 minute
Porții: 12

Ingrediente:

- 2 semințe de nori
- 1 avocado mic, fără sâmburi, decojit și tocat mărunt
- 6 uncii de somon afumat. A tăia
- 4 uncii de brânză cremă
- 1 castravete, feliat
- 1 lingurita pasta de wasabi
- Ghimbir ales pentru a servi

Directii:

1. Așezați foi de nori pe un covoraș pentru sushi.
2. Împărțiți peste el felii de somon și, de asemenea, felii de avocado și castraveți.
3. Intr-un castron amestecam crema de branza cu pasta de wasabi si amestecam bine.

4. Împărțiți-l peste feliile de castraveți, rulați foile de nori, apăsați bine, tăiați fiecare în 6 bucăți și serviți cu ghimbir murat.

Bucură-te!

Alimentare electrică: calorii 80, grăsimi 6, fibre 1, carbohidrați 2, proteine 4

Frigarui de somon

Acestea sunt uşor de făcut şi foarte sănătoase!

Timp de preparare: 10 minute
Timp de preparare: 8 minute
Porţii: 4

Ingrediente:
- 12 uncii file de somon, tăiat cuburi
- 1 ceapa rosie, taiata bucatele
- ½ ardei gras rosu taiat bucatele
- ½ ardei gras verde tăiat în bucăţi
- ½ portocală ardei gras tăiat în bucăţi
- Suc de 1 lămâie
- Sare si piper negru dupa gust
- Un strop de ulei de măsline

Directii:
1. Aşezaţi frigăruile cu ceapă, ardei roşu, verde şi portocaliu şi somon tăiat cubuleţe.
2. Se condimenteaza cu sare si piper, se stropeste cu ulei si zeama de lamaie si se pune pe un gratar preincalzit la foc mediu.

3. Se prăjește 4 minute pe fiecare parte, se împarte în farfurii și se servește.

Bucură-te!

Alimentare electrică: calorii 150, grăsimi 3, fibre 6, carbohidrați 3, proteine 8

Creveți la grătar

Aceasta este perfect! Doar verifică-l!

Timp de preparare: 20 minute
Timp de preparare: 10 minute
Porții: 4

Ingrediente:

- 1 kilogram de creveți, decojiți și devenați
- 1 lingura de suc de lamaie
- 1 cățel de usturoi, tocat
- ½ cană frunze de busuioc
- 1 lingura nuci de pin, prajite
- 2 linguri de parmezan, ras
- 2 linguri de ulei de măsline
- Sare si piper negru dupa gust

Directii:

1. În robotul de bucătărie, amestecați parmezanul cu busuioc, usturoi, nuci de pin, ulei, sare, piper și sucul de lămâie și amestecați bine.

2. Transferați într-un castron, adăugați creveții, amestecați pentru a acoperi și lăsați deoparte timp de 20 de minute.
3. Așezați frigăruile cu creveți marinați, puneți pe grătarul preîncălzit la foc mediu, gătiți timp de 3 minute, răsturnați și gătiți încă 3 minute.
4. Aranjați pe farfurii și serviți.

Bucură-te!

Alimentare electrică: calorii 185, grăsimi 11, fibre 0, carbohidrați 2, proteine 13

Salata de Calamari

Este o alegere excelentă pentru o zi de vară!

Timp de preparare: 30 minute
Timp de preparare: 4 minute
Porții: 4

Ingrediente:

- 2 ardei rosii lungi, tocati
- 2 ardei iute roșii mici, tăiați mărunt
- 2 catei de usturoi, tocati
- 3 cepe verde, tocate
- 1 lingura otet balsamic
- Sare si piper negru dupa gust
- Suc de 1 lămâie
- 6 lb capace de calamari, tentaculele rezervate
- 3,5 uncii de ulei de măsline
- 3 uncii de rucola pentru a servi

Directii:

1. Într-un castron, amestecați ardei iute roșu lung cu ardei iute roșu mic, ceapa verde, oțet, jumătate din ulei,

usturoi, sare, piper și sucul de lămâie și amestecați bine.
2. Puneți calamarii și tentaculele într-un castron, asezonați cu sare și piper, stropiți cu restul de ulei, amestecați pentru a se combina și puneți pe un grătar preîncălzit la foc mediu.
3. Se prăjește 2 minute pe fiecare parte și se transferă în marinada de chili pe care ai făcut-o.
4. Se amestecă pentru a se acoperi și se lasă deoparte timp de 30 de minute.
5. Împărțiți rucola în farfurii, acoperiți cu calamari și marinată și serviți.

Bucură-te!

Alimentare electrică: calorii 200, grăsimi 4, fibre 2, carbohidrați 2, proteine 7

Salata de Cod

Merită întotdeauna să încerci ceva nou!

Timp de pregatire: 2 ore si 10 minute
Timp de preparare: 20 minute
Porții: 8

Ingrediente:

- 2 căni de ardei pimiento conservați, tocați
- 2 kilograme cod sare
- 1 cana patrunjel, tocat
- 1 cană măsline kalamata, fără sâmburi și tocate
- 6 linguri de capere
- ¾ cană de ulei de măsline
- Sare si piper negru dupa gust
- Suc de 2 lămâi
- 4 catei de usturoi, tocati marunt
- 2 coaste de țelină, tăiate bucăți
- ½ linguriță fulgi de ardei iute roșu
- 1 cap de scarola, frunzele separate

Directii:

1. Pune codul într-o cratiță, adaugă apă pentru a acoperi, aduce la fierbere la foc mediu, gătește 20 de minute, se scurge și se taie în bucăți medii.
2. Pune codul într-un castron de salată, adaugă boia de ardei, pătrunjel, măsline, capere, țelină, usturoi, suc de lămâie, sare, piper, ulei de măsline și fulgi de ardei iute și amestecă.
3. Aranjați frunzele de scarola pe un platou, adăugați salata de cod și serviți.

Bucură-te!

Alimentare electrică: calorii 240, grăsimi 4, fibre 2, carbohidrați 6, proteine 9

Salata de sardine

Este o salată de iarnă bogată și hrănitoare pe care trebuie să o încercați în curând!

Timp de preparare: 10 minute
Timp de preparare: 0 minute
Porții: 1

Ingrediente:

- 5 uncii de conserve de sardine în ulei
- 1 lingura de suc de lamaie
- 1 castravete mic, tăiat în bucăți
- ½ lingură muștar
- Sare si piper negru dupa gust

Directii:

1. Scurgeți sardinele, puneți-le într-un castron și zdrobiți-le cu o furculiță.
2. Se adauga sare, piper, castraveti, zeama de lamaie si mustar, se amesteca bine si se serveste rece.

Bucură-te!

Alimentare electrică: calorii 200, grăsimi 20, fibre 1, carbohidrați 0, proteine 20

Deliciul cu scoici italian

Este un deliciu italian special! Serveşte acest fel de mâncare uimitor familiei tale!

Timp de preparare: 10 minute
Timp de preparare: 10 minute
Porții: 6

Ingrediente:

- ½ cană de ghee
- 36 de scoici, spălate
- 1 lingurita fulgi de ardei rosu, macinati
- 1 lingurita patrunjel, tocat
- 5 catei de usturoi, tocati marunt
- 1 lingura oregano, uscat
- 2 căni de vin alb

Directii:

1. Se încălzeşte o tigaie cu ghee la foc mediu, se adaugă usturoiul, se amestecă şi se fierbe timp de 1 minut.
2. Adăugaţi pătrunjel, oregano, vin şi fulgi de piper şi amestecaţi bine.

3. Adăugați scoici, amestecați, acoperiți și gătiți timp de 10 minute.
4. Aruncați scoicile nedeschise, cojile de oală și amestecul lor în boluri și serviți.

Bucură-te!

Alimentare electrică: calorii 224, grăsimi 15, fibre 2, carbohidrați 3, proteine 4

Somon glazurat portocaliu

Trebuie să încerci asta în curând! Este o rețetă delicioasă de pește keto!

Timp de preparare: 10 minute
Timp de preparare: 10 minute
Porții: 2

Ingrediente:

- 2 lămâi, feliate
- 1 kilogram de somon sălbatic, fără piele și cuburi
- ¼ cană oțet balsamic
- ¼ cană de suc roșu de portocale
- 1 lingurita ulei de cocos
- 1/3 cană marmeladă de portocale, fără zahăr adăugat

Directii:

1. Se încălzește o tigaie la foc mediu, se adaugă oțet, sucul de portocale și marmeladă, se amestecă bine, se aduce la fierbere 1 minut, se reduce temperatura, se fierbe până se îngroașă ușor și se ia de pe foc.
2. Aranjați somonul și feliile de lămâie pe frigărui și ungeți o parte cu glazură de portocale.

3. Ungeți grătarul de bucătărie cu ulei de cocos și încălziți la foc mediu.
4. Puneți frigăruile de somon pe grătar, cu partea glazurată în jos și gătiți timp de 4 minute.
5. Întoarceți kebab-urile, ungeți cu restul de glazură de portocale și gătiți încă 4 minute.
6. Serviți imediat.

Bucură-te!

Alimentare electrică: calorii 160, grăsimi 3, fibre 2, carbohidrați 1, proteine 8

Sos delicios de ton și chimichurri

Cui nu i-ar plăcea acest fel de mâncare keto?

Timp de preparare: 10 minute
Timp de preparare: 5 minute
Porții: 4

Ingrediente:

- ½ cană de coriandru, tocat
- 1/3 cană ulei de măsline
- 2 linguri de ulei de măsline
- 1 ceapa rosie mica, tocata
- 3 linguri de otet balsamic
- 2 linguri patrunjel, tocat
- 2 linguri busuioc, tocat
- 1 ardei jalapeno, tocat fin
- 1 kilogram de friptură de ton de calitate sushi
- Sare si piper negru dupa gust
- 1 lingurita fulgi de ardei rosu
- 1 lingurita de cimbru, tocat
- Un praf de piper cayenne
- 3 catei de usturoi, tocati

- 2 avocado, fără sâmburi, decojite și feliate
- 6 uncii pui de rucola

Directii:

1. Într-un castron, amestecați 1/3 cană de ulei cu jalapeno, oțet, ceapă, coriandru, busuioc, usturoi, pătrunjel, fulgi de piper, cimbru, cayenne, sare și piper, amestecați bine și lăsați deoparte deocamdată.
2. Se încălzește o tigaie cu restul de ulei la foc mediu, se adaugă tonul, se condimentează cu sare și piper, se prăjește 2 minute pe fiecare parte, se așează pe o masă de tăiat, se răcește puțin și se taie felii.
3. Amestecați rucola cu jumătate din amestecul de chimichurri pe care l-ați făcut și amestecați pentru a se acoperi.
4. Împărțiți rucola în farfurii, acoperiți cu felii de ton, stropiți cu restul de sos chimichurri și serviți cu felii de avocado în lateral.

Bucură-te!

Alimentare electrică: calorii 186, grăsimi 3, fibre 1, carbohidrați 4, proteine 20

Mușcături de somon și sos de chili

Aceasta este o combinație grozavă și super gustoasă!

Timp de preparare: 10 minute
Timp de preparare: 15 minute
Porții: 6

Ingrediente:

- 1 și ¼ cană de nucă de cocos, deshidratată și neîndulcită
- 1 kilogram de somon, cuburi
- 1 ou
- Sare si piper negru
- 1 lingura de apa
- 1/3 cană făină de cocos
- 3 linguri de ulei de cocos

Pentru sos:

- ¼ linguriță agar agar
- 3 catei de usturoi, tocati
- ¾ cană de apă
- 4 ardei iute roșu thailandez, tocați mărunt
- ¼ cană oțet balsamic

- ½ cană de stevia
- Putina sare

Directii:
1. Într-un bol, amestecați făina cu sare și piper și amestecați.
2. Într-un alt castron, bate oul și 1 lingură de apă.
3. Puneți nuca de cocos într-un al treilea castron.
4. Cuburile de somon se scufundă în făină, ou și apoi în nucă de cocos și se pun pe o farfurie.
5. Se incinge o tigaie cu uleiul de cocos la foc mediu, se adauga muscaturile de somon, se prajesc 3 minute pe fiecare parte si se aseaza pe hartie de bucatarie.
6. Se încălzește o tigaie cu ¾ de cană de apă la foc mare, se presară agar-agar și se aduce la fierbere.
7. Gatiti 3 minute si luati de pe foc.
8. In blender, combina usturoiul cu ardei iute, otet, stevia si un praf de sare si amesteca bine.
9. Puneți într-o cratiță mică și încălziți la foc mediu.
10. Se amestecă, se adaugă amestecul de agar și se fierbe timp de 3 minute.
11. Serveşte-ţi gustările cu somon cu sos chili în parte.

Bucură-te!

Alimentare electrică: calorii 50, grăsimi 2, fibre 0, carbohidrați 4, proteine 2

scoici irlandezi

Este o idee excelentă pentru cina ta!

Timp de preparare: 10 minute
Timp de preparare: 10 minute
Porții: 4

Ingrediente:
- 2 kilograme de scoici, spălate
- 3 uncii de pancetta
- 1 lingura de ulei de masline
- 3 linguri de ghee
- 2 catei de usturoi, tocati
- 1 sticla de cidru infuzat
- Sare si piper negru dupa gust
- Suc de ½ lămâie
- 1 măr verde mic, tăiat în bucăți
- 2 frunze de cimbru, tocate

Directii:
1. Se incinge o tigaie cu ulei la foc mediu, se adauga pancetta, se rumeneste 3 minute si se reduce temperatura la mediu.

2. Adăugați ghee, usturoi, sare, piper și eșalotă, amestecați și gătiți timp de 3 minute.
3. Mai mariti din nou focul, adaugati cidrul, amestecati bine si gatiti 1 minut.
4. Adăugați scoici și cimbru, acoperiți tigaia și fierbeți timp de 5 minute.
5. Aruncați scoici nedeschise, adăugați suc de lămâie și bucăți de mere, amestecați și împărțiți în boluri.
6. Se serveste fierbinte.

Bucură-te!

Alimentare electrică: calorii 100, grăsimi 2, fibre 1, carbohidrați 1, proteine 20

Scoici prăjiți și struguri prăjiți

O ocazie specială necesită un preparat special! Încercați aceste scoici keto!

Timp de preparare: 5 minute
Timp de preparare: 10 minute
Porții: 4

Ingrediente:

- 1 kilogram de scoici
- 3 linguri de ulei de măsline
- 1 șalotă, tocată
- 3 catei de usturoi, tocati
- 2 căni de spanac
- 1 cană supă de pui
- 1 cap salata romanesco
- 1 cană și jumătate de struguri roșii, tăiați în jumătate
- ¼ cană nuci, prăjite și tocate
- 1 lingură de ghee
- Sare si piper negru dupa gust

Directii:

1. Pune romanesco in robotul tau de bucatarie, amesteca si pune intr-un bol.
2. Se încălzește o tigaie cu 2 linguri de ulei la foc mediu, se adaugă eșapa și usturoiul, se amestecă și se fierbe timp de 1 minut.
3. Adăugați romanesco, spanacul și 1 cană de bulion, amestecați, gătiți timp de 3 minute, amestecați cu un blender de imersie și luați de pe foc.
4. Se încălzește o altă tigaie cu 1 lingură de ulei și ghee la foc mediu, se adaugă scoici, se condimentează cu sare și piper, se fierbe 2 minute, se răstoarnă și se mai prăjește 1 minut.
5. Împărțiți amestecul Romanesco pe farfurii, adăugați scoici, acoperiți cu nucă și struguri și serviți.

Bucură-te!

Alimentare electrică: calorii 300, grăsimi 12, fibre 2, carbohidrați 6, proteine 20

Stridii și Pico De Gallo

Este aromat si foarte gustos!

Timp de preparare: 10 minute
Timp de preparare: 10 minute
Porții: 6

Ingrediente:

- 18 stridii, spălate
- O mână de coriandru, tocat mărunt
- 2 roșii, bucăți
- 1 ardei jalapeno, tocat fin
- ¼ cana ceapa rosie, tocata marunt
- Sare si piper negru dupa gust
- ½ cană brânză Monterey Jack, mărunțită
- 2 lime, tăiate felii
- Suc de 1 lime

Directii:

1. Într-un castron, amestecați ceapa cu jalapeno, coriandru, roșiile, sare, piper și sucul de lime și amestecați bine.

2. Așezați stridiile pe grătarul preîncălzit la foc mediu, acoperiți grătarul și gătiți timp de 7 minute până se deschid.
3. Puneți stridiile deschise într-un vas termorezistent și aruncați stridiile nedeschise.
4. Acoperiți stridiile cu brânză și puneți-le pe grătarul preîncălzit timp de 1 minut.
5. Aranjați stridiile pe un platou, acoperiți fiecare cu amestecul de roșii pe care l-ați făcut mai devreme și serviți cu felii de lime în lateral.

Bucură-te!

Alimentare electrică: calorii 70, grăsimi 2, fibre 0, carbohidrați 1, proteine 1

Calamar la gratar si guacamole gustos

Calamarul se combina perfect cu deliciosul guacamole!

Timp de preparare: 10 minute
Timp de preparare: 10 minute
Porții: 2

Ingrediente:

- 2 calmari de talie medie, tentaculele separate și tuburile crestate pe lungime
- Un strop de ulei de măsline
- Suc de 1 lime
- Sare si piper negru dupa gust

Pentru guacamole:

- 2 avocado, fără sâmburi, decojite și feliate
- Niște arcuri de coriandru, tocate
- 2 ardei rosii, tocati marunt
- 1 roșie, bucăți
- 1 ceapa rosie, tocata
- Suc de 2 lime

Directii:

1. Asezonați calmarul și tentaculele de calmar cu sare, piper, stropiți puțin ulei de măsline și masați bine.
2. Puneți pe un grătar preîncălzit la foc mediu cu partea tăiată în jos și gătiți timp de 2 minute.
3. Întoarceți și gătiți încă 2 minute și transferați într-un bol.
4. Adăugați zeama de 1 lămâie, amestecați pentru a se combina și păstrați la cald.
5. Pune avocado într-un castron și zdrobește cu o furculiță.
6. Adauga coriandru, ardei, rosii, ceapa si sucul de la 2 lime si amesteca bine.
7. Împărțiți calamarul în farfurii, stropiți cu guacamole și serviți.

Bucură-te!

Alimentare electrică: calorii 500, grăsimi 43, fibre 6, carbohidrați 7, proteine 20

Deliciu de creveți și conopidă

Arata bine si are un gust grozav!

Timp de preparare: 10 minute
Timp de preparare: 15 minute
Porții: 2

Ingrediente:

- 1 lingură de ghee
- 1 cap de conopida, buchetele separate
- 1 kilogram de creveți, decojiți și devenați
- ¼ cană de lapte de cocos
- 8 uncii de ciuperci, tocate grosier
- Un praf de fulgi de ardei rosu
- Sare si piper negru dupa gust
- 2 catei de usturoi, tocati
- 4 felii de bacon
- ½ cană bulion de vită
- 1 lingura patrunjel, tocat marunt
- 1 lingura arpagic, tocat

Directii:

1. Se încălzește o tigaie la foc mediu, se adaugă slănină, se gătește până devine crocant, se transferă pe prosoape de hârtie și se lasă deoparte.
2. Se încălzește o altă tigaie cu 1 lingură de grăsime de bacon la foc mediu, se adaugă creveții, se prăjesc 2 minute pe fiecare parte și se transferă într-un castron.
3. Se încălzește din nou tigaia la foc mediu, se adaugă ciupercile, se amestecă și se fierbe timp de 3-4 minute.
4. Adăugați usturoiul, fulgii de piper, amestecați și gătiți timp de 1 minut.
5. Adăugați bulion de vită, sare, piper și întoarceți și creveții în tigaie.
6. Se amestecă, se fierbe până se îngroașă, se ia de pe foc și se păstrează la cald.
7. Între timp, pune conopida în robotul tău de bucătărie și toacă mărunt.
8. Se pune într-o tigaie încălzită la foc mediu, se amestecă și se fierbe timp de 5 minute.
9. Adăugați ghee și untul, amestecați și amestecați cu un blender de mână.
10. Adăugați sare și piper după gust, amestecați și împărțiți în boluri.
11. Se ornează cu amestecul de creveți și se servește cu pătrunjel și arpagic.

Bucură-te!

Alimentare electrică:calorii 245, grăsimi 7, fibre 4, carbohidrați 6, proteine 20

Somon Umplut Cu Creveți

În curând va deveni una dintre rețetele tale preferate keto!

Timp de preparare: 10 minute
Timp de preparare: 25 minute
Porții: 2

Ingrediente:

- 2 fileuri de somon
- Un strop de ulei de măsline
- 5 uncii de creveți tigru, decojiți, devenați și tăiați mărunt
- 6 ciuperci, tocate
- 3 cepe verde, tocate
- 2 căni de spanac
- ¼ cană nuci de macadamia, prăjite și tocate
- Sare si piper negru dupa gust
- Un praf de nucsoara
- ¼ cană de maioneză

Directii:

1. Se incinge o tigaie cu ulei la foc mediu, se adauga ciupercile, ceapa, sare si piper, se amesteca si se fierbe 4 minute.
2. Adăugați nucile de macadamia, amestecați și gătiți timp de 2 minute.
3. Adăugați spanacul, amestecați și gătiți timp de 1 minut.
4. Adăugați creveții, amestecați și gătiți timp de 1 minut.
5. Se ia de pe foc, se lasa sa stea cateva minute, se adauga maioneza si nucsoara si se amesteca bine.
6. Faceți o incizie longitudinală în fiecare file de somon, stropiți cu sare și piper, împărțiți amestecul de spanac și creveți în incizii și puneți pe o suprafață de lucru.
7. Se încălzește o tigaie cu un strop de ulei la foc mediu, se adaugă somonul umplut, cu pielea în jos, se fierbe timp de 1 minut, apoi se reduce temperatura, se acoperă și se fierbe timp de 8 minute.
8. Prăjiți timp de 3 minute, împărțiți în farfurii și serviți.

Bucură-te!

Alimentare electrică: calorii 430, grăsimi 30, fibre 3, carbohidrați 7, proteine 50

Somon Glasat cu Muștar

Acesta este unul dintre felurile noastre preferate de somon keto! Veți simți la fel!

Timp de preparare: 10 minute
Timp de preparare: 20 minute
Porții: 1

Ingrediente:

- 1 file mare de somon
- Sare si piper negru dupa gust
- 2 linguri muștar
- 1 lingura de ulei de cocos
- 1 lingură extract de arțar

Directii:

1. Într-un castron, amestecați extractul de arțar cu muștar și amestecați bine.
2. Asezonați somonul cu sare și piper și ungeți somonul cu jumătate din amestecul de muștar
3. Se încălzește o tigaie cu ulei la foc mediu, se pune pulpa de somon în jos și se fierbe timp de 5 minute.

4. Ungeți somonul cu restul amestecului de muștar, puneți-l într-o tavă de copt, puneți la cuptor la 425 de grade F și coaceți timp de 15 minute.
5. Se serveste cu o salata buna.

Bucură-te!

Alimentare electrică: calorii 240, grăsimi 7, fibre 1, carbohidrați 5, proteine 23

Un preparat incredibil de somon

Vei face asta din nou și din nou!

Timp de preparare: 10 minute
Timp de preparare: 15 minute
Porții: 4

Ingrediente:
- 3 căni de apă cu gheață
- 2 lingurite sos sriracha
- 4 lingurite de stevia
- 3 cepe primavara, tocate marunt
- Sare si piper negru dupa gust
- 2 lingurite de ulei de in
- 4 lingurite de otet de mere
- 3 lingurite ulei de avocado
- 4 fileuri medii de somon
- 4 căni de rucola pentru copii
- 2 cani de varza, tocata marunt
- 1 și ½ linguriță condiment de ghindă jamaicană
- ¼ cană pepitas, prăjite
- 2 căni de ridichi pepene verde, tăiată julien

Directii:
1. Puneți apă cu gheață într-un bol, adăugați ceapa primăvară și lăsați deoparte.
2. Într-un alt castron, amestecați sosul sriracha cu stevia și amestecați bine.
3. Puneti 2 lingurite din acest amestec intr-un bol si amestecati cu jumatate din uleiul de avocado, uleiul de in, otetul, sare si piper si bateti bine.
4. Presărați condimente de jerk peste somon, frecați cu amestec de sriracha și stevia și asezonați cu sare și piper.
5. Se încălzește o tigaie cu restul de ulei de avocado la foc mediu, se adaugă somonul, cu pulpa în jos, se fierbe 4 minute, se răstoarnă și se mai gătește încă 4 minute și se împarte în farfurii.
6. Într-un castron, amestecați ridichile cu varza și rucola.
7. Adăugați sare, piper, sriracha și amestecul de oțet și amestecați bine.
8. Se adaugă asta alături de fileurile de somon, se stropește peste sosul sriracha și stevia rămas și se ornează cu pepita și ceapă de primăvară scursă.

Bucură-te!

Alimentare electrică: calorii 160, grăsimi 6, fibre 1, carbohidrați 1, proteine 12

Scoici și sos de fenicul

Contine multe elemente sanatoase si este usor de facut! Încercați dacă țineți o dietă keto!

Timp de preparare: 10 minute
Timp de preparare: 10 minute
Porții: 2

Ingrediente:

- 6 scoici
- 1 fenicul, curatat, frunzele tocate si bulbii taiati felii
- Suc de ½ lime
- 1 lime, tăiată felii
- Zest de 1 lime
- 1 galbenus de ou
- 3 linguri ghee, topit și încălzit
- ½ lingură de ulei de măsline
- Sare si piper negru dupa gust

Directii:

1. Se condimentează scoicile cu sare și piper, se pun într-un castron și se amestecă cu jumătate din zeama de lămâie și jumătate din coajă și se amestecă.

2. Se amestecă într-un bol gălbenuşul de ou cu puţină sare şi piper, restul de zeamă de lămâie şi restul de coajă de lămâie şi se bat bine.
3. Adăugaţi ghee topit şi amestecaţi foarte bine.
4. Adăugaţi şi frunze de fenicul şi amestecaţi.
5. Ungeţi felii de fenicul cu ulei, puneţi pe grătarul încălzit la foc mediu, gătiţi timp de 2 minute, răsturnaţi şi gătiţi încă 2 minute.
6. Adăugaţi scoici pe grătar, gătiţi 2 minute, răsturnaţi şi gătiţi încă 2 minute.
7. Împărţiţi fenicul şi scoici între farfurii, stropiţi cu amestec de fenicul şi ghee şi serviţi cu felii de lime în lateral.

Bucură-te!

Alimentare electrică: calorii 400, grăsimi 24, fibre 4, carbohidraţi 12, proteine 25

Gust de somon și lămâie

Bucurați-vă de somon gătit lent și de o savoare delicioasă!

Timp de preparare: 10 minute
Timp de preparare: 1 ora
Porții: 2

Ingrediente:

- 2 fileuri medii de somon
- Sare si piper negru dupa gust
- Un strop de ulei de măsline
- 1 șalotă, tocată
- 1 lingura de suc de lamaie
- 1 lămâie mare
- ¼ cană de ulei de măsline
- 2 linguri patrunjel, tocat marunt

Directii:

1. Ungeți fileurile de somon cu un strop de ulei de măsline, stropiți cu sare și piper, puneți-le pe o foaie de copt tapetată cu pergament, puneți la cuptor la 400 de grade F și coaceți timp de 1 oră.

2. Între timp, într-un castron se pune eșapa, se adaugă 1 lingură de suc de lămâie, sare și piper, se amestecă și se lasă să stea 10 minute.
3. Tăiați lămâia întreagă în felii și apoi foarte subțire.
4. Adăugați asta la eșalotă, adăugați și pătrunjel și ¼ de cană de ulei de măsline și amestecați totul.
5. Scoateți somonul din cuptor, rupeți în bucăți medii și serviți cu sosul de lămâie în lateral.

Bucură-te!

Alimentare electrică: calorii 200, grăsimi 10, fibre 1, carbohidrați 5, proteine 20

Supa de midii

Oh, Doamne! Este atât de bun!

Timp de preparare: 10 minute
Timp de preparare: 15 minute
Porții: 6

Ingrediente:
- 2 kilograme de midii
- 28 uncii roșii conservate, zdrobite
- 28 uncii roșii conservate, tocate
- 2 cani supa de pui
- 1 lingurita fulgi de ardei rosu, macinati
- 3 catei de usturoi, tocati
- 1 mână de pătrunjel, tocat
- 1 ceapa galbena, tocata
- Sare si piper negru dupa gust
- 1 lingura de ulei de masline

Directii:
1. Încingeți un cuptor olandez cu ulei la foc mediu, adăugați ceapa, amestecați și gătiți timp de 3 minute.

2. Adăugați usturoiul și fulgii de ardei roșu, amestecați și gătiți timp de 1 minut.
3. Adăugați roșiile zdrobite și tocate și amestecați.
4. Adăugați supa de pui, sare și piper, amestecați și aduceți la fierbere.
5. Adăugați midii clătite, sare și piper, gătiți până se deschid, aruncați scoicile nedeschise și amestecați cu pătrunjel.
6. Se amestecă, se împarte în boluri și se servește.

Bucură-te!

Alimentare electrică: calorii 250, grăsimi 3, fibre 3, carbohidrați 2, proteine 8

Pește-spadă și salsa de mango

Salsa de mango este divină! Serviți-l doar cu peștele-spadă!

Timp de preparare: 10 minute
Timp de preparare: 6 minute
Porții: 2

Ingrediente:

- 2 fripturi medii de pește-spadă
- Sare si piper negru dupa gust
- 2 lingurite ulei de avocado
- 1 lingura coriandru, tocat
- 1 mango, bucăți
- 1 avocado, fără sâmburi, decojit și feliat
- Un praf de chimen
- Un praf de praf de ceapa
- Un praf de usturoi pudră
- 1 portocala, curatata si taiata felii
- ½ oțet balsamic

Directii:

1. Se condimentează fripturile de pește cu sare, piper, praf de usturoi, praf de ceapă și chimen.

2. Se incinge o tigaie cu jumatate de ulei la foc mediu, se adauga fripturile de peste si se prajesc 3 minute pe fiecare parte.
3. Între timp, într-un bol, amestecați avocado cu mango, coriandru, oțet balsamic, sare, piper și restul de ulei și amestecați bine.
4. Împărțiți peștele în farfurii, decorați cu salsa de mango și serviți cu felii de portocală în lateral.

Bucură-te!

Alimentare electrică: calorii 160, grăsimi 3, fibre 2, carbohidrați 4, proteine 8

Bol de sushi gustos

Este o rețetă gustoasă, plină de ingrediente grozave!

Timp de preparare: 10 minute
Timp de preparare: 7 minute
Porții: 4

Ingrediente:
- 1 friptură de ton ahi
- 2 linguri de ulei de cocos
- 1 cap de conopida, buchetele separate
- 2 linguri ceapa verde, tocata
- 1 avocado, fără sâmburi, decojit și feliat
- 1 castravete, ras
- 1 foaie de nori, ruptă
- Niște germeni de cuișoare

Pentru sos de salata:
- 1 lingura ulei de susan
- 2 linguri de aminoacizi de cocos
- 1 lingura de otet de mere
- Putina sare
- 1 lingurita de stevia

Directii:

1. Pune buchetele de conopidă în robotul tău de bucătărie și amestecă până obții un orez cu conopidă.
2. Se pune putina apa intr-o craticioara, se pune intr-un cos de aburi, se adauga orezul conopida, se aduce la fiert la foc mediu, se acopera, se fierbe cateva minute, se scurge si se transfera „orezul" intr-un bol.
3. Se încălzește o tigaie cu ulei de cocos la foc mediu, se adaugă tonul, se prăjește 1 minut pe fiecare parte și se pune pe o masă de tăiat.
4. Împărțiți orezul cu conopidă în boluri, acoperiți cu bucăți de nori, cuișoare, varză de Bruxelles, castraveți, ceapă verde și avocado.
5. Într-un castron, amestecați uleiul de susan cu oțet, aminoacizi de cocos, sare și stevia și amestecați bine.
6. Stropiți peste orez cu conopidă și legume amestecate, ornezați cu bucăți de ton și serviți.

Bucură-te!

Alimentare electrică: calorii 300, grăsimi 12, fibre 6, carbohidrați 6, proteine 15

Gustos pește-spadă la grătar

Nu trebuie să fii un bucătar cu experiență pentru a face acest fel de mâncare keto gustoasă!

Timp de pregatire: 3 ore si 10 minute
Timp de preparare: 10 minute
Porții: 4

Ingrediente:

- 1 lingura patrunjel, tocat
- 1 lămâie, tăiată felii
- 4 fripturi de pește-spadă
- 3 catei de usturoi, tocati
- 1/3 cană supă de pui
- 3 linguri de ulei de măsline
- ¼ cană suc de lămâie
- Sare si piper negru dupa gust
- ½ lingurita de rozmarin, uscat
- ½ linguriță de salvie, uscată
- ½ lingurita maghiran, uscat

Directii:

1. Într-un castron, combinați supa de pui cu usturoiul, zeama de lămâie, uleiul de măsline, sare, piper, salvie, maghiran și rozmarin și amestecați bine.
2. Adăugați fripturile de pește-spadă, amestecați pentru a se combina și lăsați la frigider timp de 3 ore.
3. Puneți fripturile de pește marinate pe grătarul preîncălzit la foc mediu și gătiți timp de 5 minute pe fiecare parte.
4. Se aranjeaza pe farfurii, se presara patrunjel si se serveste cu felii de lamaie.

Bucură-te!

Alimentare electrică: calorii 136, grăsimi 5, fibre 0, carbohidrați 1, proteine 20

Retete cetogenice de pasare

Nuggets de pui delicioase

Este perfect pentru o masă prietenoasă!

Timp de preparare: 10 minute
Timp de preparare: 15 minute
Porții: 2

Ingrediente:

- ½ cană de făină de cocos
- 1 ou
- 2 linguri de praf de usturoi
- 2 piept de pui, taiati cubulete
- Sare si piper negru dupa gust
- ½ cană de ghee

Directii:

1. Într-un castron, amestecați pudra de usturoi cu făina de cocos, sare și piper și amestecați.
2. Într-un alt bol, bate bine oul.
3. Înmuiați cuburile de piept de pui în amestecul de ouă și apoi în amestecul de făină.
4. Se încălzește o tigaie cu ghee la foc mediu, se pun nuggetele de pui și se prăjesc 5 minute pe fiecare parte.

5. Se aseaza pe hartie de bucatarie, se scurge de grasime si se serveste cu niste ketchup gustos in lateral.

Bucură-te!

Alimentare electrică: calorii 60, grăsimi 3, fibre 0,2, carbohidrați 3, proteine 4

Aripi de pui și chutney gustos cu mentă

Este atât de proaspătă și delicioasă!

Timp de preparare: 20 minute
Timp de preparare: 25 minute
Porții: 6

Ingrediente:

- 18 aripioare de pui, tăiate în jumătate
- 1 lingura de turmeric
- 1 lingura de chimion, macinat
- 1 lingura de ghimbir, ras
- 1 lingura coriandru, macinat
- 1 lingura de boia praf
- Un praf de piper cayenne
- Sare si piper negru dupa gust
- 2 linguri de ulei de măsline

Pentru chutney:

- Suc de ½ lime
- 1 cană frunze de mentă
- 1 bucata mica de ghimbir, tocata marunt
- ¾ cană coriandru

- 1 lingura de ulei de masline
- 1 lingura de apa
- Sare si piper negru dupa gust
- 1 ardei Serrano

Directii:

1. Într-un castron, amestecați 1 lingură de ghimbir cu chimen, coriandru, boia de ardei, turmeric, sare, piper, piper cayenne și 2 linguri de ulei și amestecați bine.
2. Adăugați bucăți de aripioare de pui la acest amestec, amestecați bine și lăsați la frigider pentru 20 de minute.
3. Încingeți grătarul la foc mare, adăugați aripioare marinate, gătiți timp de 25 de minute, întorcându-le din când în când și transferați într-un castron.
4. Amestecați menta cu coriandru, 1 bucată mică de ghimbir, suc de ½ lămâie, 1 lingură de ulei de măsline, sare, piper, apă și piper serrano în blender și amestecați foarte bine.
5. Servește-ți aripioarele de pui cu acest sos în lateral.

Bucură-te!

Alimentare electrică: calorii 100, grăsimi 5, fibre 1, carbohidrați 1, proteine 9

Chiftelute de pui

Grăbește-te și fă astăzi aceste chiftelute minunate!

Timp de preparare: 10 minute
Timp de preparare: 15 minute
Porții: 3

Ingrediente:

- 1 kg carne de pui, măcinată
- Sare si piper negru dupa gust
- 2 linguri de dressing ranch
- ½ cană de făină de migdale
- ¼ cană brânză cheddar, rasă
- 1 lingură condiment ranch uscat
- ¼ cană sos iute + încă puțin de servit
- 1 ou

Directii:

1. Într-un castron, amestecați carnea de pui cu sare, piper, dressingul ranch, făina, condimentele uscate, brânza cheddar, sosul iute și oul și amestecați foarte bine.

2. Formați 9 chiftele, puneți-le pe toate pe o tavă tapetată cu hârtie de copt și coaceți la 250 de grade timp de 15 minute.
3. Serviți chifteluțe de pui cu sos iute în lateral.

Bucură-te!

Alimentare electrică: calorii 156, grăsimi 11, fibre 1, carbohidrați 2, proteine 12

Aripioare de pui la gratar gustoase

Le vei avea gata în cel mai scurt timp și vor avea un gust delicios!

Timp de pregatire: 2 ore si 10 minute
Timp de preparare: 15 minute
Porții: 5

Ingrediente:

- 2 kilograme de aripioare
- Suc de 1 lime
- 1 mână de coriandru, tocat
- 2 catei de usturoi, tocati
- 1 ardei jalapeno, tocat fin
- 3 linguri de ulei de cocos
- Sare si piper negru dupa gust
- felii de lime pentru a servi
- Ranch dip pentru a servi

Directii:

1. Într-un castron, amestecați sucul de lămâie cu coriandru, usturoi, jalapeno, ulei de cocos, sare și piper și amestecați bine.

2. Adăugați aripioare de pui, amestecați pentru a se acoperi și lăsați la frigider pentru 2 ore.
3. Puneți aripioarele de pui pe grătarul preîncălzit la foc mediu și gătiți timp de 7 minute pe fiecare parte.
4. Servește aceste aripioare uimitoare de pui cu ranch do și felii de lime în lateral.

Bucură-te!

Alimentare electrică: calorii 132, grăsimi 5, fibre 1, carbohidrați 4, proteine 12

Pui prajit usor

Este o rețetă foarte ușoară de pui keto!

Timp de preparare: 10 minute
Timp de preparare: 20 minute
Porții: 4

Ingrediente:
- 4 fasii de bacon
- 4 file de pui
- 3 cepe verde, tocate
- 4 uncii dressing ranch
- 1 uncie aminoacizi de nucă de cocos
- 2 linguri de ulei de cocos
- 4 uncii de brânză cheddar, rasă

Directii:
1. Se încălzește o tigaie cu ulei la foc mare, se adaugă pieptul de pui, se fierbe 7 minute, se răstoarnă și se mai fierbe încă 7 minute.
2. Între timp, încălziți o altă tigaie la foc mediu, adăugați slănină, gătiți până devine crocant, transferați pe prosoape de hârtie, scurgeți grăsimea și fărâmițați.

3. Punem pieptul de pui intr-o tava de copt, adaugam aminoacizi de cocos, baconul maruntit, cascavalul si ceapa verde, dam la cuptor, punem pe gratar si fierbem la foc mare inca 5 minute.
4. Împărțiți în farfurii și serviți fierbinți.

Bucură-te!

Alimentare electrică: calorii 450, grăsimi 24, fibre 0, carbohidrați 3, proteine 60

Pui special italian

Acesta este un fel de mâncare keto în stil italian care ne place foarte mult!

Timp de preparare: 10 minute
Timp de preparare: 20 minute
Porții: 4

Ingrediente:

- ¼ cană de ulei de măsline
- 1 ceapa rosie, tocata
- 4 piept de pui, fara piele si dezosat
- 4 catei de usturoi, tocati marunt
- Sare si piper negru dupa gust
- ½ cană măsline italiene, fără sâmburi și tocate
- 4 fileuri de hamsii, taiate bucatele
- 1 lingura capere, tocate
- 1 kilogram rosii, tocate
- ½ linguriță fulgi de ardei iute roșu

Directii:

1. Se condimentează puiul cu sare și piper și se freacă cu jumătate de ulei.

2. Puneți într-o tigaie pe care ați încălzit-o la o temperatură ridicată, gătiți 2 minute, răsturnați și gătiți încă 2 minute.
3. Introduceți pieptul de pui la cuptor la 450 de grade F și coaceți timp de 8 minute.
4. Scoateți puiul din cuptor și împărțiți-l în farfurii.
5. Se încălzește aceeași tigaie cu restul de ulei la foc mediu, se adaugă capere, ceapa, usturoi, măsline, hamsii, fulgi de ardei iute și capere, se amestecă și se prăjesc timp de 1 minut.
6. Adăugați sare, piper și roșii, amestecați și gătiți încă 2 minute.
7. Stropiți peste pieptul de pui și serviți.

Bucură-te!

Alimentare electrică: calorii 400, grăsimi 20, fibre 1, carbohidrați 2, proteine 7

Pui simplu cu lamaie

Veți vedea în curând cât de ușoară este această rețetă keto!

Timp de preparare: 10 minute
Timp de preparare: 45 minute
Porții: 6

Ingrediente:
- 1 pui întreg, tăiat în bucăți medii
- Sare si piper negru dupa gust
- Suc de 2 lămâi
- Coaja a 2 lămâi
- Coaja de lămâie a 2 lămâi

Directii:
1. Puneți bucățile de pui într-o tavă de copt, asezonați cu sare și piper și stropiți cu suc de lămâie.
2. Se amestecă pentru a se acoperi bine, se adaugă coaja și coaja de lămâie, se dau la cuptor la 375 de grade F și se coace timp de 45 de minute.
3. Aruncați coaja de lămâie, împărțiți puiul în farfurii, stropiți cu sosul din caserolă și serviți.

Bucură-te!

Alimentare electrică: calorii 334, grăsimi 24, fibre 2, carbohidrați 4,5, proteine 27

Friptură De Pui și Sos De Boia De Boia

Este foarte sănătos și va fi o idee grozavă pentru o cină!

Timp de preparare: 10 minute
Timp de preparare: 20 minute
Porții: 5

Ingrediente:

- 1 lingura de ulei de cocos
- 3 și ½ kilograme piept de pui
- 1 cană supă de pui
- 1 și ¼ cană ceapă galbenă, tocată
- 1 lingura suc de lamaie
- ¼ cană de lapte de cocos
- 2 lingurite de boia praf
- 1 lingurita fulgi de ardei rosu
- 2 linguri ceapa verde, tocata
- Sare si piper negru dupa gust

Directii:

1. Se încălzește o tigaie cu ulei la foc mediu, se adaugă puiul, se prăjește 2 minute pe fiecare parte, se transferă pe o farfurie și se lasă deoparte.

2. Reduceți focul la mediu, adăugați ceapa în tigaie și gătiți timp de 4 minute.
3. Adăugați bulionul, laptele de cocos, fulgii de piper, boia de ardei, zeama de lămâie, sare și piper și amestecați bine.
4. Reveniți puiul în tigaie, adăugați mai multă sare și piper, acoperiți tigaia și gătiți timp de 15 minute.
5. Împărțiți în farfurii și serviți.

Bucură-te!

Alimentare electrică: calorii 140, grăsimi 4, fibre 3, carbohidrați 3, proteine 6

Fajitas de pui grozave

Ai chef de mâncare mexicană gustoasă? Atunci încearcă următoarea idee!

Timp de preparare: 10 minute
Timp de preparare: 15 minute
Porții: 4

Ingrediente:

- 2 kg piept de pui, fără piele, dezosat și tăiat fâșii
- 1 lingurita praf de usturoi
- 1 lingurita pudra de chili
- 2 lingurite de chimen
- 2 linguri de suc de lamaie
- Sare si piper negru dupa gust
- 1 lingurita boia dulce
- 2 linguri de ulei de cocos
- 1 lingurita coriandru, macinat
- 1 ardei gras verde, feliat
- 1 ardei gras rosu, feliat
- 1 ceapă galbenă, feliată
- 1 lingura coriandru, tocat

- 1 avocado, fără sâmburi, decojit și feliat
- 2 lime, tăiate felii

Directii:

1. Într-un castron, amestecați sucul de lămâie cu praf de chili, chimen, sare, piper, praf de usturoi, boia de ardei și coriandru și amestecați.
2. Adăugați bucățile de pui și amestecați pentru a se acoperi bine.
3. Se incinge o tigaie cu jumatate din ulei la foc mediu, se adauga puiul, se prajeste 3 minute pe fiecare parte si se transfera intr-un bol.
4. Se incinge tigaia cu restul de ulei la foc mediu, se adauga ceapa si toti ardeii, se amesteca si se calesc 6 minute.
5. Reveniți puiul în tigaie, adăugați mai multă sare și piper, amestecați și împărțiți în farfurii.
6. Se ornează cu avocado, felii de lime și coriandru și se servește.

Bucură-te!

Alimentare electrică: calorii 240, grăsimi 10, fibre 2, carbohidrați 5, proteine 20

Tigaie Pui Si Ciuperci

Combinația este absolut delicioasă! Îl garantăm!

Timp de preparare: 10 minute
Timp de preparare: 30 minute
Porții: 4

Ingrediente:

- 4 pulpe de pui
- 2 cani de ciuperci, feliate
- ¼ cană ghee
- Sare si piper negru dupa gust
- ½ lingurita praf de ceapa
- ½ linguriță de usturoi pudră
- ½ cană de apă
- 1 lingurita mustar de Dijon
- 1 lingura tarhon, tocat

Directii:

1. Se încălzește o tigaie cu jumătate de ghee la foc mediu, se adaugă pulpe de pui, se condimentează cu sare, piper, praf de usturoi și praf de ceapă, se prăjește 3 minute pe fiecare parte și se transferă într-un bol.

2. Se încălzește aceeași tigaie cu restul de ghee la foc mediu, se adaugă ciupercile, se amestecă și se fierbe timp de 5 minute.
3. Adăugați muștar și apă și amestecați bine.
4. Puneți bucățile de pui în tigaie, amestecați, acoperiți și gătiți timp de 15 minute.
5. Adăugați tarhonul, amestecați, gătiți timp de 5 minute, împărțiți în farfurii și serviți.

Bucură-te!

Alimentare electrică: calorii 453, grăsimi 32, fibre 6, carbohidrați 1, proteine 36

Tapenadă de pui și măsline

Toată lumea va fi impresionată de acest fel de mâncare keto!

Timp de preparare: 10 minute
Timp de preparare: 10 minute
Porții: 2

Ingrediente:
- 1 piept de pui taiat in 4 bucati
- 2 linguri de ulei de cocos
- 3 catei de usturoi, macinati
- ½ cană tapenadă de măsline

Pentru tapenada:
- 1 cană măsline negre, fără sâmburi
- Sare si piper negru dupa gust
- 2 linguri de ulei de măsline
- ¼ cană pătrunjel, tocat
- 1 lingura de suc de lamaie

Directii:
1. In robotul tau de bucatarie, combina maslinele cu sare, piper, 2 linguri de ulei de masline, zeama de lamaie si patrunjel, amesteca foarte bine si pune intr-un bol.

2. Se încălzește o tigaie cu ulei de cocos la foc mediu, se adaugă usturoiul, se amestecă și se prăjește timp de 2 minute.
3. Adăugați bucățile de pui și gătiți timp de 4 minute pe fiecare parte.
4. Împărțiți puiul peste farfurii și decorați cu tapenadă de măsline.

Bucură-te!

Alimentare electrică: calorii 130, grăsimi 12, fibre 0, carbohidrați 3, proteine 20

Piept de rata delicios

Este un preparat extravagant, dar merită încercat!

Timp de preparare: 10 minute
Timp de preparare: 20 minute
Porții: 1

Ingrediente:

- 1 piept de rata mijlociu, pielea maruntita
- Diferă 1 lingură
- 1 lingura frisca
- 2 linguri de ghee
- ½ linguriță extract de portocale
- Sare si piper negru dupa gust
- 1 cană baby spanac
- ¼ linguriță de salvie

Directii:

1. Încinge o tigaie cu ghee la foc mediu.
2. Odată ce se topește, adaugă swerve și amestecă până când ghee devine maro.
3. Adăugați extract de portocale și salvie, amestecați și gătiți încă 2 minute.

4. Se adauga frisca si se amesteca din nou.
5. Între timp, încălziți o altă tigaie la foc mediu, adăugați piept de rață, cu pielea în jos, gătiți timp de 4 minute, răsturnați și gătiți încă 3 minute.
6. Se toarnă sos de portocale peste piept de rață, se amestecă și se mai fierbe câteva minute.
7. Adăugați spanacul în tigaia în care ați făcut sosul, amestecați și gătiți timp de 1 minut.
8. Luați rața de pe foc, feliați piept de rață și aranjați-le pe o farfurie.
9. Stropiți peste sosul de portocale și serviți cu spanacul în lateral.

Bucură-te!

Alimentare electrică: calorii 567, grăsimi 56, fibre 0, carbohidrați 0, proteine 35

Piept de rata cu legume gustoase

Dacă ți-e foarte foame astăzi, trebuie neapărat să încerci această rețetă!

Timp de preparare: 10 minute
Timp de preparare: 10 minute
Porții: 2

Ingrediente:

- 2 piept de rata, decojiti si feliati subtiri
- 2 dovlecei, feliați
- 1 lingura de ulei de cocos
- 1 legatura ceapa primavara, tocata
- 1 daikon, tocat
- 2 ardei verzi, feliați
- Sare si piper negru dupa gust

Directii:

1. Se incinge o tigaie cu ulei la foc mediu, se adauga ceapa primavara, se amesteca si se caleste 2 minute.
2. Adăugați dovlecel, daikon, boia de ardei, sare și piper, amestecați și gătiți încă 10 minute.

3. Se încălzește o altă tigaie la foc mediu, se adaugă feliile de rață, se prăjesc 3 minute pe fiecare parte și se adaugă în tigaia cu legumele.
4. Gatiti inca 3 minute, impartiti in farfurii si serviti.

Bucură-te!

Alimentare electrică: calorii 450, grăsimi 23, fibre 3, carbohidrați 8, proteine 50

Concluzie

Aceasta este cu adevărat o carte de bucate care vă schimbă viața. Vă arată tot ce trebuie să știți despre dieta ketogenă și vă ajută să începeți.

Acum cunoașteți unele dintre cele mai bune și mai populare rețete ketogenice din lume.

Avem câte ceva pentru toată lumea!

Așa că nu ezita prea mult și începe-ți noua viață ca adept al dietei ketogenice!

Pune mâna pe această colecție specială de rețete și începe să gătești în acest mod nou, incitant și sănătos!

Distrează-te și bucură-te de dieta ta ketogenă!

www.ingramcontent.com/pod-product-compliance
Lightning Source LLC
Chambersburg PA
CBHW050259120526
44590CB00016B/2421